Mounir Hagui

CERTIFICADO MÉDICO DE APTIDÃO PARA MERGULHAR NA TUNÍSIA

Mounir Hagui

CERTIFICADO MÉDICO DE APTIDÃO PARA MERGULHAR NA TUNÍSIA

ANÁLISEUMA CRÍTICA DAS PRÁTICAS DE CERTIFICAÇÃO

ScienciaScripts

Imprint

Any brand names and product names mentioned in this book are subject to trademark, brand or patent protection and are trademarks or registered trademarks of their respective holders. The use of brand names, product names, common names, trade names, product descriptions etc. even without a particular marking in this work is in no way to be construed to mean that such names may be regarded as unrestricted in respect of trademark and brand protection legislation and could thus be used by anyone.

Cover image: www.ingimage.com

This book is a translation from the original published under ISBN 978-620-6-72413-1.

Publisher:
Sciencia Scripts
is a trademark of
Dodo Books Indian Ocean Ltd. and OmniScriptum S.R.L publishing group

120 High Road, East Finchley, London, N2 9ED, United Kingdom
Str. Armeneasca 28/1, office 1, Chisinau MD-2012, Republic of Moldova, Europe
Printed at: see last page
ISBN: 978-620-8-15922-1

CONTENTES

Introdução

O mergulho, durante muito tempo reservado aos profissionais, aos militares e a um pequeno número de amadores apaixonados, difundiu-se nos últimos trinta anos [1] para se tornar um desporto de lazer praticado em todo o mundo e agora aberto a toda a população, homens, mulheres, jovens e crianças. Na Tunísia, um país com uma costa de cerca de 1300 km, o mergulho é acessível a um número crescente de pessoas. A população atual de mergulhadores é muito heterogénea em termos de idade, condição física, experiência do meio subaquático e interesses: lazer, pesca, actividades militares e projectos económicos de grande envergadura [2,3].

Apesar de o mergulho na Tunísia ser regido por uma regulamentação que define as condições de prática do mergulho, nomeadamente no que diz respeito ao respeito das condições de segurança e de aptidão para a prática, todos os anos se regista um número crescente de acidentes: barotraumatismos, acidentes de dessaturação, afogamentos, acidentes traumáticos, acidentes devidos à toxicidade dos gases [4,5].

Pouco se sabe sobre a epidemiologia dos acidentes de mergulho na Tunísia por várias razões:

1. Ausência de um registo nacional de acidentes de mergulho que centralize todos os dados relativos à ocorrência de complicações ou incidentes de mergulho.

2. São escassas as informações sobre o grau de cumprimento da regulamentação em vigor e as condições de segurança nas instituições autorizadas a praticar mergulho (clubes recreativos, centros de formação, empresas com actividades profissionais com fins económicos, etc.).

3. Um número significativo de pessoas continua a mergulhar ilegalmente, pescando no fundo do mar e expondo-se a riscos potencialmente mortais. O Centro de Oxigenoterapia Hiperbárica do Hospital Militar Principal de Instrução de Tunes é testemunha do elevado número de mergulhadores clandestinos admitidos na câmara hiperbárica na sequência de um acidente de mergulho.

4. As condições de emissão de um atestado médico de aptidão ou de ausência de contraindicação para o mergulho na Tunísia ainda não são claras e são objeto de numerosos

litígios, nomeadamente no que se refere às qualificações do médico prescritor e ao respeito efetivo, por parte dos mergulhadores, da obrigação de obter um atestado médico de ausência de contraindicação antes de mergulhar.

O médico que prescreve a aptidão para o mergulho tem um papel importante a desempenhar em termos de prevenção e de proteção da vida humana, através de um bom desenrolar do interrogatório em busca de contra-indicações, de um exame completo e da ajuda de exames complementares indispensáveis para chegar a uma decisão sobre a aptidão para o mergulho. Por outro lado, a ausência de um modelo validado de atestado médico que cumpra os requisitos da regulamentação gera uma série de incertezas quando se trata de prescrever a aptidão médica para o mergulho, seja ele de lazer ou profissional.

O objetivo do nosso trabalho é estudar as práticas e as condições de emissão do certificado de aptidão para o mergulho na Tunísia através de um inquérito realizado junto dos mergulhadores, a fim de responder às duas questões seguintes:

1. Quantificar a proporção de mergulhadores que dispõem de um atestado médico que declara que não têm contra-indicações.

2. Conhecer as qualificações dos médicos que emitiram os atestados médicos de aptidão para o mergulho e os pormenores do exame médico.

MÉTODOS

1. Tipo de estudo :

Trata-se de um estudo único, prospetivo, descritivo e multicêntrico.

O objetivo do estudo era avaliar as práticas e as condições de emissão dos certificados de aptidão para o mergulho na Tunísia.

2. Data e local do estudo

O estudo foi realizado em março de 2019 e teve como alvo todos os mergulhadores e centros de mergulho disponíveis em toda a Tunísia.

3. Método, conceção do estudo :

Realizámos um inquérito junto dos mergulhadores de vários centros de mergulho sobre os procedimentos para a obtenção do certificado de aptidão e sobre a ausência de contra-indicações para o mergulho.

Os mergulhadores inquiridos foram recrutados durante as reuniões da Federação Tunisina de Actividades Subaquáticas e de Salvamento com os seus membros licenciados.

O inquérito foi efectuado através de um questionário pré-estabelecido especificamente dedicado ao estudo (Anexo 1).

O questionário era constituído por 15 perguntas relativas aos dados epidemiológicos dos mergulhadores, às condições, à natureza e ao tipo de mergulho, à frequência do mergulho, ao controlo médico e às condições de obtenção de um atestado médico, bem como à ocorrência de eventuais complicações.

4. Candidatos a concurso :

4.1. Critérios de inclusão :

Todos os mergulhadores foram incluídos no estudo, independentemente da natureza ou do objetivo do seu mergulho.

4.2 Critérios de não-inclusão :

Não foram utilizados critérios de não-inclusão.

4.3. Critérios de exclusão :

Os questionários que não puderam ser utilizados, que estavam incorretamente preenchidos ou que foram preenchidos de forma incorrecta foram excluídos do estudo.
a importância dos dados em falta.

5. Introdução de dados e análise estatística

Os dados foram analisados com recurso ao software SPSS versão 19.0 e um valor de $p < 0,05$ foi considerado estatisticamente significativo. Foram calculadas frequências absolutas e frequências relativas para as variáveis qualitativas e médias para as variáveis quantitativas.

As médias e as percentagens foram comparadas utilizando os testes paramétricos T de Student e Qui-quadrado.

Uma análise uni e multivariada utilizando regressão logística e regressão linear múltipla foi utilizada para estabelecer os factores preditivos da ocorrência de complicações e, em particular, a procura de uma relação entre a qualidade do acompanhamento médico dos mergulhadores e o risco de complicações.

6. Pesquisa bibliográfica

As línguas de investigação utilizadas foram o francês e o inglês.

6.1. Bases de dados utilizadas

Foi efectuada uma pesquisa exaustiva de textos de referência nas bases de dados disponíveis.

Os artigos relevantes, as revisões da literatura e os estudos de caso foram referenciados neste trabalho.

A pesquisa bibliográfica foi efectuada nos seguintes sítios: Sciences Directs, Cochrane net Masson, e o motor de busca Pubmed.

6.2. Palavras-chave

As palavras-chave utilizadas para a pesquisa bibliográfica foram :

Plongée/ Mergulho

Aptidão/ Aptidão / Aptidão médica

Certificat / Certificado

Tunisie / Tunísia

7. Considerações éticas e conflito de interesses

Declaramos não ter qualquer conflito de interesses com este estudo. A autorização para utilizar os dados dos mergulhadores foi previamente solicitada. O seu anonimato foi respeitado. O objetivo do estudo foi-lhes explicado antes da aplicação do questionário.

Resultados

1. Elegibilidade dos pacientes para o estudo :

O questionário foi distribuído a mergulhadores em 8 centros de mergulho.

Após o estudo dos critérios de inclusão, não inclusão e exclusão, foram selecionados 69 questionários. Os centros de mergulho que participaram no estudo foram os seguintes: Bizerte, Djerba, Haouaria, Hammamet, Mahdia, Monastir, Sousse e Tabarka.

A figura 1 mostra o processo de recrutamento dos candidatos do estudo.

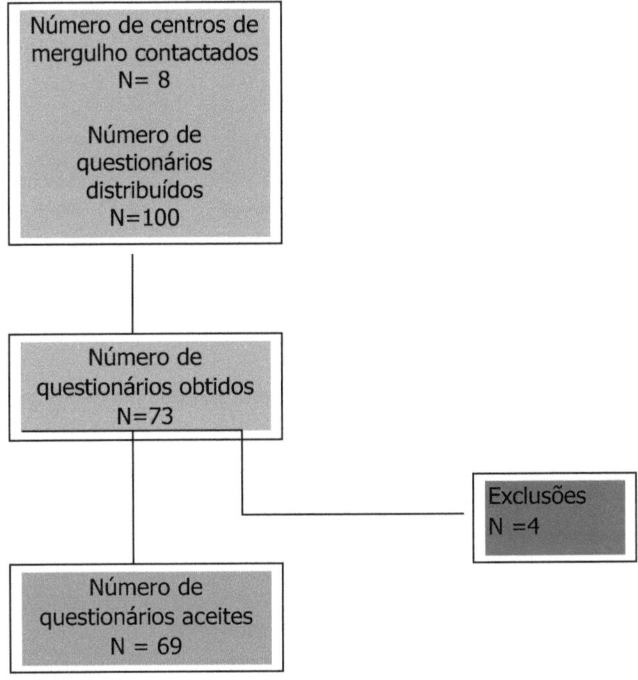

Fig. I: Recrutamento dos candidatos ao estudo

2. caraterísticas epidemiológicas da população

2.1. Idade

A idade média da população estudada foi de 41,95 [17-62] anos, com mais de metade dos mergulhadores com mais de 40 anos (58%), como se pode ver na Figura 2.

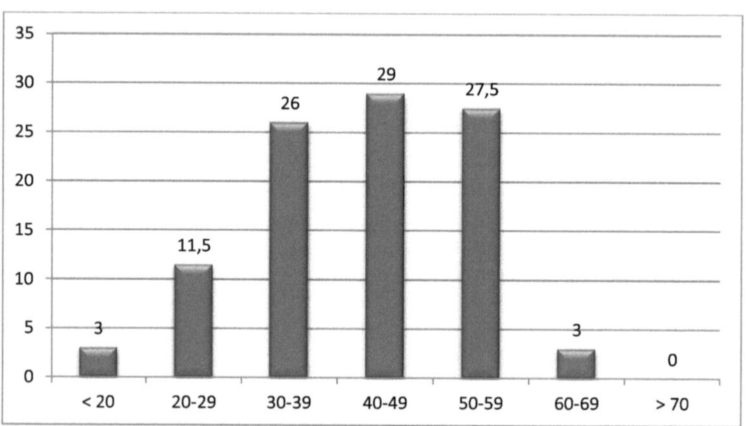

Fig. II: Distribuição dos mergulhadores de acordo com a idade.

2.2 Género

Dos 69 mergulhadores incluídos no nosso estudo, apenas uma mulher participou no inquérito, o que corresponde a uma taxa de participação feminina de 1,45%.

2.3 Tipo de mergulho

No nosso estudo, foram identificados três tipos de actividades de mergulho:

- Mergulho desportivo

- Mergulho recreativo (mergulhadores amadores)

- Mergulho profissional

O mergulho desportivo foi a atividade mais frequentemente praticada no nosso estudo (45%)

Em menos de 2% dos casos, o mergulhador esteve envolvido em dois tipos de atividade

O quadro 1 resume a distribuição dos mergulhadores por tipo de atividade.

Quadro 1: Distribuição dos mergulhadores por tipo de atividade.

Tipo de mergulhador	N=	%
Mergulho profissional	21	30,5%
Atividade de lazer (amadora)	16	23 %
Atividade desportiva	31	45%
Profissional + desporto	1	1,5%
Total	69	100 %

2.4. Natureza do mergulho profissional

Dos 22 mergulhadores profissionais incluídos no nosso estudo, metade eram mergulhadores de coral ou instrutores de mergulho de coral (50%),

A repartição dos mergulhadores profissionais de acordo com a natureza da sua atividade é apresentada no Quadro 2.

Quadro 2: Repartição dos mergulhadores profissionais segundo a natureza da sua atividade

Tipo de profissão	N=	%
Corailleur	9	41
Instrutor de mergulho	8	36,5
Formador de corailleurs	2	9
Trabalhos marítimos, topografia, geomática	3	13,5
Total	22	100 %

2.5. Local de mergulho

No nosso estudo, dois terços (65%) das actividades de mergulho localizavam-se na região norte da Tunísia, sendo os três locais mais frequentemente utilizados para mergulho Tabarka, Hammamet e El Haouaria. A região de Tunes não foi incluída nos nossos dados, uma vez que o clube de mergulho regional não participou no inquérito. Em 16% dos casos, a atividade dos mergulhadores era multi-sítio em diferentes regiões da Tunísia. O quadro 3 apresenta a distribuição das regiões onde as actividades de mergulho foram realizadas.

Quadro 3: <u>Repartição das actividades de mergulho por região</u>

Região	Local de mergulho	Força de trabalho	%	% por região
Região do Nordeste	Bizerte	7	11	33
	Hammamet - Haouaria	15	22	
Região do Noroeste	Tabarka	22	32	32
Região Centro-Leste	Monastir	3	4	12
	Mahdia	4	5	
	Sousse	2	3	
Região do Sudeste	Zarzis - Djerba	5	7	7
Multi-site	Várias regiões	11	16	16
	Total	69	100	100

2.6. Antiguidade no mergulho

O tempo de prática de mergulho variava muito. Em 38,5% dos casos, os mergulhadores estavam a mergulhar há menos de 15 anos. Em 45,5% dos casos, os mergulhadores estavam a mergulhar há mais de 25 anos.

O tempo médio de serviço foi de 20,27 [2-40] anos.

A Figura 3 mostra a distribuição dos mergulhadores de acordo com a duração da sua atividade de mergulho.

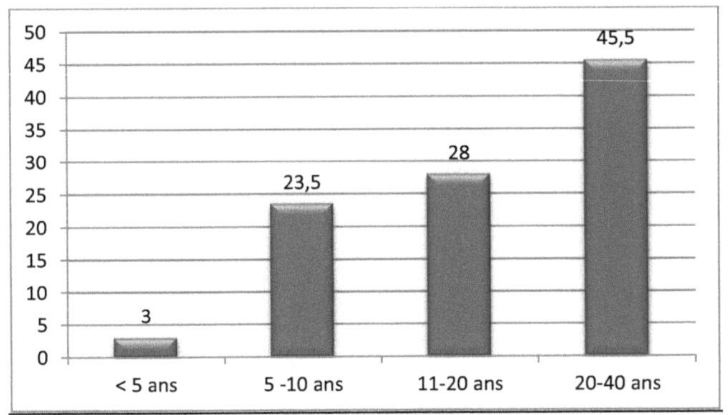

Fig. III: <u>Distribuição dos mergulhadores em função do tempo de mergulho</u>

2.7. Frequência dos mergulhos

A frequência dos mergulhos é definida como o número de mergulhos efectuados em número de dias por ano [6].

No nosso estudo, encontrámos vários grupos de mergulhadores, consoante a frequência com que mergulham:

1. Mergulhadores que mergulham menos de 10 vezes por ano (N=23), ou seja, uma taxa de 34%.

2. Mergulhadores com uma frequência de mergulho inferior a 3 meses (N=22), ou seja, uma taxa de 32%.

3. Atividade de mergulho que varia entre 3 e 6 meses por ano: 8%.

4. Mergulhadores que mergulham muito durante mais de 6 meses por ano com uma frequência de uma vez por dia todos os dias da semana a várias vezes por dia (N=24), ou seja, uma taxa de 26%.

A Figura IV mostra a distribuição dos mergulhadores de acordo com a frequência da atividade.

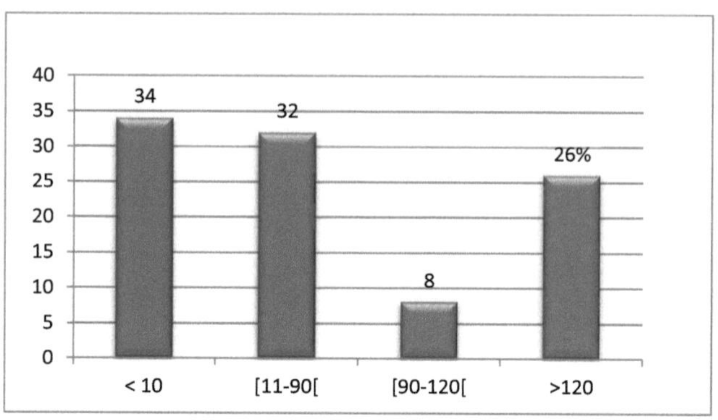

Fig. IV: Distribuição dos mergulhadores de acordo com a frequência da atividade

3. Exame médico e certificado médico de aptidão para o mergulho
3.1. Obtenção de um atestado médico de aptidão para o mergulho

No nosso estudo, 62 dos 69 mergulhadores inquiridos obtiveram um certificado de ausência de contraindicação para o mergulho, ou seja, uma taxa de 91%.

Em 9% dos casos, ou seja, 7 mergulhadores não fizeram um exame médico antes do mergulho, sendo 4 mergulhadores profissionais, 4 mergulhadores amadores e 2 mergulhadores desportivos. A Figura 5 mostra a distribuição dos mergulhadores de acordo com a autorização médica para mergulhar.

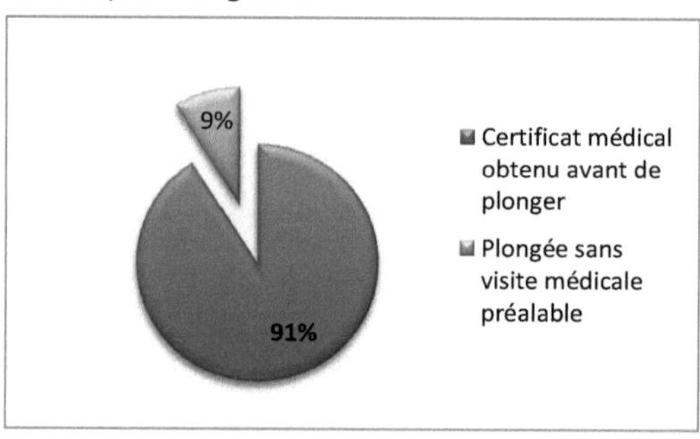

Fig. V: Distribuição dos mergulhadores de acordo com a autorização de mergulho médico.

3.2. Idade do primeiro atestado médico de aptidão para o mergulho

No nosso estudo, apenas 8% dos mergulhadores tinham um certificado de mergulho com menos de 5 anos. Em mais de metade dos casos, o certificado tinha mais de 20 anos.

O quadro 4 mostra a distribuição dos mergulhadores de acordo com a idade do seu primeiro certificado médico de aptidão para o mergulho.

Quadro 4: Idade do primeiro atestado médico

Idade do primeiro atestado médico (anos)	N=	%
0- 5	5	8
6-10	12	19
11-20	19	31
> 20	26	42
Total	**62**	**100**

3.3. Qualificação do médico que emite o atestado médico de aptidão para o mergulho

No nosso estudo, mais de dois terços dos mergulhadores recorreram a um médico de clínica geral para obter um atestado médico que declarasse que estavam aptos ou não tinham contra-indicações para mergulhar (71%).

Apenas 13 mergulhadores (21%) recorreram aos serviços de um médico qualificado em medicina subaquática e hiperbárica.

O quadro 5 mostra a distribuição dos médicos que emitem certificados de mergulho de acordo com a especialidade médica.

Quadro 5: <u>Competência médica do médico que emite o certificado de mergulho.</u>

Especialidade do médico	Trabalhadores	Percentagem
Médico de clínica geral	44	71%
Médico com experiência em medicina subaquática e hiperbárica	13	21%
Otorrinolaringologista	3	5%
Médico com experiência em medicina desportiva	2	3%
Total	62	100%

3.4. Taxa de renovação do certificado médico inicial

No nosso estudo, apenas 19 mergulhadores (30%) declararam ter renovado o seu certificado médico de não contraindicação para o mergulho pelo menos uma vez. Na grande maioria dos casos (70%), o certificado inicial não tinha sido renovado.

O quadro 6 mostra a distribuição dos mergulhadores de acordo com a renovação do seu certificado de mergulho.

Tabela 6: <u>Distribuição dos mergulhadores de acordo com a renovação do certificado de mergulho.</u>

Renovação do atestado médico de ausência de contraindicação para o mergulho	Força de trabalho	Percentagem
Não	43	70%
Sim	19	30%
Total	62	100 %

3.5. Qualificação do médico que emite a renovação do certificado médico de aptidão para o mergulho

No nosso estudo, apenas 19 mergulhadores (28%) renovaram o seu certificado médico.

Em 58% dos casos, a renovação foi efectuada por um médico de família.

Quadro 7: <u>Competência do médico que emite a renovação do certificado médico de aptidão para o mergulho</u>

A competência do médico	Força de trabalho	Percentagem
Médico de clínica geral	11	58%
Médico do desporto	3	16%
Médico de clínica geral com especialização em medicina subaquática	2	10%
Especialista	3	16%
Total	19	100%

3.6. O médico prescritor segundo o sector de atividade

No nosso estudo, apenas um mergulhador em cada quatro recorreu a um médico de saúde pública para obter um atestado médico de não contraindicação para mergulhar, enquanto 75% dos mergulhadores obtiveram o seu atestado médico de um médico do sector privado.

O quadro 8 apresenta a distribuição dos médicos prescritores por sector de atividade.

Quadro 8: <u>Repartição dos médicos prescritores por sector de atividade.</u>

Setor de atividade do médico	Trabalhadores	Percentagem
Médico de prática livre	46	75 %
Médico do sector público	16	25 %
Total	62	100 %

3.7. Frequência da renovação do atestado médico de não-contraindicação para o mergulho

O certificado médico de aptidão foi renovado por apenas 19 dos 62 mergulhadores que obtiveram um certificado de mergulho inicial, o que representa uma taxa de 30,5%.

Em 10 casos, foi efectuada apenas uma renovação, o que representa uma taxa de

Esta visita só foi feita uma vez durante todo o período de atividade de mergulho para dez pessoas, ou seja, 14,71% da série.

Quadro 9: Frequência da renovação do certificado médico de não-contraindicação para o mergulho

Frequência dos controlos médicos	Força de trabalho	%
Apenas uma vez	10	53%
Uma vez por ano	1	5%
Uma vez / 2 anos	3	16%
Uma vez/5 anos	5	26%
Total	19	100%

4. O exame médico para determinar se não há contraindicação para o mergulho

4.1. Controlo médico

O exame clínico consistiu numa entrevista e numa pesquisa de antecedentes patológicos em 100% dos casos (n=69).

Apenas em 52% dos casos foi efectuado um exame médico do mergulhador.

O exame otorrinolaringológico especializado foi solicitado apenas em 30,5% dos casos. A audiometria e a impedancimetria foram solicitadas em 9,2% e 7,6% dos casos, respetivamente.

4.2. Exames complementares

Em 80% dos casos (n=49), o médico que emitiu o certificado de mergulho não solicitou qualquer exame complementar.

O quadro 10 apresenta pormenores sobre a percentagem de exames para-clínicos solicitados durante os testes de aptidão médica.

Quadro 10: Tipo de exame adicional efectuado durante o exame médico

	Tipo de exame	N=	%
1.	Análises biológicas ao sangue	8	13
2.	Radiografia do pulmão	13	21
3.	Avaliação radiológica osteoarticular	9	14,5
4.	EFR	6	9,5
5.	ECG	6	9,5

6.	Teste de exercício	8	13
7.	EEG	5	8
8.	Ensaio em câmara hiperbárica	8	13

5. Prevalência de acidentes de mergulho

A prevalência de acidentes de mergulho no nosso estudo foi de 19%. Na nossa série, 56 mergulhadores, ou seja, 81% dos casos, declararam que nunca tinham tido um acidente de mergulho.

Quadro 11: Repartição dos acidentes de mergulho por tipo de acidente

Natureza do acidente de mergulho	N=	%
Barotrauma auricular	2	15,5
Acidente de dessaturação	4	31
Desconforto	2	15,5
Episódios alternados de vertigens	5	38
Total	13	100%

5.1. Caraterísticas dos mergulhadores envolvidos em acidentes de mergulho.

A idade média dos mergulhadores envolvidos em acidentes de mergulho foi de 52,61 [42-62] anos. Todos eram homens.

O tempo médio de prática de mergulho foi de 31,53 anos.

Entre os 13 mergulhadores que sofreram um acidente de mergulho, contamos 8 profissionais e 5 desportistas. A frequência de mergulho foi superior a 6 meses por ano para 12 mergulhadores, o que representa uma taxa de 92%. 52% dos mergulhadores eram mergulhadores de base.

Todos os mergulhadores possuíam um certificado médico inicial de aptidão para o mergulho. O certificado foi datado, em média, de 28 [15-32] anos atrás. Apenas 39% dos mergulhadores tinham renovado o seu atestado pelo menos uma vez durante todo o período de mergulho. Em 3 dos 4 casos, o atestado foi emitido por um médico de clínica geral.

O número de mergulhadores que beneficiaram de sessões de câmara hiperbárica foi de 7, o que representa uma taxa de 54%.

6. Preditores de complicações: estudo de correlação

6.1. Estudo univariado

realizámos um estudo univariado para determinar as variáveis que poderiam influenciar a ocorrência de acidentes de mergulho.

As variáveis incluídas foram :

1. Idade

2. Idade do mergulho

3. Frequência dos mergulhos

4. Certificado médico de aptidão física sim/não

5. Renovação do certificado sim/não

6. Tipo de atividade (desportiva, profissional, amadora)

7. Atestado médico sem exame clínico

8. Apenas atestado médico + exame clínico

9. Atestado médico com exames complementares

10. Historial médico dos doentes

Na análise univariada, três variáveis foram significativamente correlacionadas com a ocorrência de complicações. Estas foram o mergulho profissional, mais de 20 anos de mergulho e mais de 4 meses de mergulho por ano.

Variável	*OU*	*Valor P*
1. Mergulho profissional	1,87 [1,53-4]	<0,05
2. Idade de mergulho > 20 anos	2,87 [2,00-3,14]	<0,05
3. Frequência de mergulho > 120d/ano	1,43 [1,21-1,89]	<0,02

6.2. Estudo multivariado

O estudo multivariado mostrou que apenas a frequência de mergulho > 120 vezes/ano estava significativamente correlacionada com a ocorrência de complicações (OR: 2,8 [1,32-6,00]).

Não foi encontrada qualquer correlação com as condições médicas dos mergulhadores ou com o facto de terem ou não um certificado que os autorizasse a mergulhar.

Discussão

O nosso estudo centrou-se nas condições de emissão de certificados médicos de aptidão e não desqualificação para o mergulho e no acompanhamento médico dos mergulhadores na Tunísia.

Na nossa série, o mergulho foi essencialmente desportivo (45%), sendo o mergulho profissional responsável por apenas 30,5% dos casos, enquanto o mergulho recreativo representou 23% das actividades de mergulho.

O mergulho é uma atividade exclusiva dos homens, com uma taxa de 98,5%.

Em 85% dos casos, os mergulhadores tinham mais de 30 anos.

Metade dos mergulhadores profissionais inquiridos eram mergulhadores de coral ou instrutores de mergulho de coral (50%). O tempo médio de prática de mergulho era de 20, 27 [2-40] anos.

A prevalência de complicações na nossa série foi de 19%, e incluiu barotrauma auricular, acidentes descompressivos com lesão neurológica, dispneia e mal-estar.

85,5% dos mergulhadores obtiveram um certificado de aptidão para o mergulho pelo menos uma vez. 14,5% dos mergulhadores nunca obtiveram um certificado de aptidão para o mergulho ou de ausência de contraindicação para o mergulho. Em 52% dos casos, o certificado inicial de aptidão para o mergulho tinha mais de 20 anos e, em 72% dos casos, não tinha sido efectuada qualquer reavaliação da aptidão desde o primeiro certificado.

Em 78% dos casos, o certificado de aptidão para o mergulho foi emitido por um médico de clínica geral que não era qualificado em medicina subaquática e hiperbárica.

Em 75% dos casos, o certificado foi emitido por um médico independente.

A avaliação médica do mergulhador durante a visita de aptidão física consistiu essencialmente num breve exame clínico, tendo sido solicitado um exame otorrinolaringológico em 1/3 dos casos. Os exames radiológicos, biológicos e funcionais foram solicitados em menos de 15% dos casos.

Os estudos uni e multivariados efectuados em paralelo com o nosso trabalho não mostraram qualquer correlação entre o acompanhamento médico e o risco de complicações.

Podemos, assim, traçar um perfil do mergulhador tunisino; trata-se de um homem com mais de 40 anos e mais de 20 anos de experiência, profissional ou desportista, que só uma vez obteve um atestado médico de aptidão física durante uma entrevista médica com um médico de clínica geral sem especialização em medicina subaquática e hiperbárica, que consiste num exame clínico sumário e, por vezes, num exame otorrinolaringológico suplementar.

1. Destaques do estudo

O nosso estudo é o primeiro a ser realizado na Tunísia com o objetivo de avaliar as práticas médicas no tratamento dos mergulhadores e as condições em que são emitidos os certificados médicos. Trata-se de uma questão de atualidade para as autoridades envolvidas no mergulho na Tunísia.

2. pontos fracos do estudo

Embora o nosso estudo tenha abordado um tema pertinente, há que ter em conta algumas lacunas.

O nosso estudo incluiu um número limitado de mergulhadores, que não é representativo da população de mergulhadores na Tunísia. Só a Fédération Tunisienne des Activités Subaquatiques tem 400 membros [4]. O questionário relativo ao nosso estudo foi distribuído a vários clubes de mergulho, mas o número de mergulhadores que responderam foi muito limitado (N=69). Nenhum mergulhador da região da Grande Tunísia respondeu ao nosso estudo.

Verificámos que existia um viés de seleção, uma vez que o questionário apenas visava os mergulhadores mais acessíveis; devido a um problema de distância, a distribuição do questionário não foi inequívoca, uma vez que alguns mergulhadores foram contactados em reuniões FAST em diferentes regiões, enquanto outros foram contactados por correio eletrónico.

Teria sido mais sensato entrevistar diretamente os mergulhadores para explicar algumas das informações que não tinham compreendido. Verificámos que alguns mergulhadores não dominavam todos os aspectos do mergulho, os procedimentos a seguir e, sobretudo, os diferentes tipos de complicações possíveis.

3. Dados epidemiológicos sobre mergulhadores

No nosso estudo, a idade média dos mergulhadores entrevistados era de 42 [17-62] anos, sendo que os mergulhadores com mais de 50 anos representavam 30% da população estudada. Esta tendência para o envelhecimento da população de mergulhadores deve-se em parte à ausência de um limite máximo de idade para a prática do mergulho, especialmente para os mergulhadores profissionais [7]. Para os mergulhadores não profissionais, o mergulho é um desporto muito procurado após a reforma, o que explica o facto de um grande número de pessoas se dedicar a esta atividade numa idade muito avançada [7].

O fenómeno do envelhecimento da população de mergulhadores foi também observado noutros estudos [2,6,8]. Na série de Plancoulaine et al [8], que incluiu 519 mergulhadores, a idade média foi de 47 [40-59] anos. No entanto, a maioria dos estudos concorda que a população geral de mergulhadores em todo o mundo permanece relativamente jovem [6, 7, 8] (Tabela 11).

<u>Quadro 11: Idade média dos mergulhadores por série a nível mundial</u>

Estudo	País	N=	Idade média (anos)
Bonnans et al [7]	França (2001)	289	42
Plancoulaine et al[8].	França (2017)	310	47
Clara et al [6]	Ilha da Reunião (2008)	519	36,5
Faralli et al [2]	Itália (2003)	60	32
O nosso estudo	Tunísia	69	42

Em termos de género, a nossa série incluiu apenas uma mulher (taxa < 1,5%); o mergulho na Tunísia continua a ser uma atividade reservada aos homens, qualquer que seja a natureza das actividades realizadas no mar [4]. Na Tunísia, não dispomos de dados exactos sobre a população de mergulhadores. Os sítios Web da Federação Tunisina das Actividades Subaquáticas e de Salvamento (FAST) e da Federação Tunisina das Actividades de Turismo Náutico (FTANT) não fornecem qualquer informação sobre os mergulhadores.

Em França (dados de 2017) [6,8], 30% das certificações da Federação Francesa de Actividades Subaquáticas foram atribuídas a mulheres, que representam 27% da população mergulhadora [6].

4. Caraterísticas do mergulho na Tunísia

No nosso estudo, metade dos mergulhadores profissionais eram mergulhadores de coral (50%), apesar de a pesca de coral ser uma atividade sazonal na Tunísia (abertura da época), o questionário revelou que estes mergulhadores de coral mergulhavam durante todo o ano, viajando para fora das fronteiras tunisinas, principalmente para a Argélia durante a abertura da época noutros locais.

Uma análise detalhada da epidemiologia do mergulho na Tunísia não pode ser feita na ausência de dados publicados, e constatámos uma ausência total de dados relativos aos mergulhadores na Tunísia durante a nossa pesquisa bibliográfica realizada no âmbito do nosso estudo. Os dados da nossa série (n= 69) não podem ser representativos da população de mergulhadores da Tunísia. Estimamos que a nossa série representa menos de 10% do número total de mergulhadores.

Na nossa série, a duração média da experiência de mergulho na Tunísia era de 20,27 anos, com extremos que variavam entre 2 e 40 anos. Trata-se principalmente de mergulhadores profissionais e desportivos, 68% dos quais mergulham há mais de 3 meses.

Os resultados do nosso estudo sugerem que o mergulho na Tunísia é uma atividade reservada aos profissionais e aos desportistas de alto nível; poucos jovens tunisinos se interessam pelo mergulho como atividade desportiva ou de lazer. Não podemos confirmar estes resultados na ausência de uma base de dados mais ampla e de estatísticas fiáveis. Trata-se de uma exceção tunisina? A nível mundial, o mergulho é uma atividade em rápida expansão entre os jovens, incluindo todas as actividades [1,2 ,4,5,6 ,8,9].

5. Acidentes e complicações do mergulho

A prevalência de acidentes de mergulho na nossa série foi de 19%. Os acidentes foram barotrauma auricular, acidentes de dessaturação com défice neurológico, mal-estar e episódios transitórios de vertigem. Os acidentes de mergulho ocorreram em mergulhadores profissionais com idade superior a 50 anos, com mais de 30 anos de experiência e uma frequência de mergulho superior a 6 meses por ano. Eram maioritariamente mergulhadores de corais. Todos os mergulhadores possuíam um certificado médico inicial de aptidão para o mergulho emitido por um médico de clínica geral com mais de 20 anos em mais de dois terços dos casos, com uma taxa de renovação de 39%. Acreditamos que este valor é uma subestimação do número exato de acidentes de mergulho na nossa série, uma vez que alguns mergulhadores evitaram comunicar as suas complicações, enquanto outros desconheciam que certas patologias eram de facto complicações secundárias do mergulho.

A prevalência de acidentes de mergulho foi de 8,1% no estudo de Clara et al [6] e de 19,3% no estudo de Plancoulaine.

6. Procedimento para a obtenção de um atestado médico

No nosso estudo, 91% dos mergulhadores obtiveram um primeiro certificado médico de aptidão para mergulhar logo no início da sua formação de Nível 1 ou durante um primeiro mergulho. Em 9% dos casos, o mergulhador nunca tinha obtido autorização médica para mergulhar, apesar de ser um mergulhador licenciado. Em 80% dos casos, o atestado médico tinha mais de 10 anos. Na nossa série, identificámos 4 mergulhadores profissionais de coral do sector informal (6% dos mergulhadores) que não estavam inscritos numa caixa de previdência. Dos 3 grupos de mergulhadores identificados (profissionais, desportivos e amadores), foram os mergulhadores desportivos que mais beneficiaram de um acompanhamento médico rigoroso (100% de certificado de aptidão inicial, 87% de renovação).

Num estudo efectuado na ilha da Reunião [6], Clara et al. referiram que, em 40% dos casos, a renovação do atestado médico de aptidão não estava em dia porque os clubes e as organizações empregadoras não o exigiam num terço dos casos e, em 2 terços dos casos, o próprio mergulhador considerava-se de boa saúde ou o médico recusava-se a emiti-lo devido a uma contraindicação.

O mergulho na Tunísia continua a ser um sector pouco organizado, apesar da existência de leis que regem a prática de actividades de mergulho, e poucos argumentos foram apresentados pelos mergulhadores aquando da realização do questionário. Informalmente, vários mergulhadores não consideraram necessário efetuar um exame médico por receio de serem proibidos de mergulhar.

7. Regulamentação na Tunísia

Na Tunísia, a atividade de mergulho é essencialmente regida por decretos relativos ao mergulho com escafandro, para além do código do trabalho dos mergulhadores profissionais.

Esta atividade é supervisionada pelo Ministério da Juventude e do Desporto, bem como pelo Ministério dos Assuntos Sociais e pelo Ministério da Agricultura para os mergulhadores profissionais [10,11,12,13,14,15].

7.1. Mergulho profissional

Rege-se pelo Código do Trabalho e por dois decretos ministeriais, o decreto n.º 2008-2568, de 7 de julho de 2008, e o decreto n.º 68-83, de 23/3/1968, relativo aos trabalhos que requerem vigilância médica especial, bem como pelas leis relativas à reparação dos danos resultantes de acidentes de trabalho e de doenças profissionais para o sector privado, que estipulam [11,12,13,15,16]:

- Os mergulhadores devem possuir um livro de registo médico.

- O controlo médico é um evento anual e é intensificado se necessário.

- Em caso de acidente de mergulho, deve ser feita uma declaração ao inspetor de medicina do trabalho.

- O certificado de aptidão e de ausência de contraindicação para o mergulho, ou de cessação temporária ou permanente do mergulho, é emitido por um médico do trabalho, a conselho de um médico com competência em medicina do mergulho [11].

O artigo 13.º do referido decreto n.º 2008-2568 estipula que: "Para a prática profissional do mergulho como atividade fisiologicamente exigente, nomeadamente do ponto de vista cardiovascular, pulmonar, otorrinolaringológico e neurológico, devem ser satisfeitas as seguintes condições gerais de aptidão médica
- ausência de qualquer doença cardiovascular ou pulmonar
- ausência de qualquer doença que possa afetar a capacidade de igualar a pressão nos pulmões, no ouvido médio e nos seios nasais
- ausência de qualquer doença suscetível de provocar uma perda súbita de consciência.

Os decretos especificam que é obrigatório efetuar periodicamente um exame médico de aptidão para mergulhar profissionalmente e após qualquer acidente de mergulho ou doença intercorrente. Todos os mergulhadores profissionais devem ser submetidos a um controlo médico especial.

É de notar que, na Tunísia, as modalidades de realização dos exames médicos supracitados, a lista dos exames complementares, as análises médicas e os critérios de aptidão para o mergulho profissional são fixados por despacho conjunto do Ministro da Saúde Pública e do Ministro da Medicina e Segurança no Trabalho.

7.2. Mergulho recreativo

O Decreto n.º 2008-2568, de 7 de julho de 2008, estipula [11]:

- Os mergulhadores devem possuir um livro de registo médico.

- Não é necessário qualquer certificado médico para mergulhos a uma profundidade inferior a 2 metros.

- É necessário um atestado médico de aptidão física para os quatro níveis de desempenho

- Em caso de acidente, este é comunicado ao inspetor sanitário.

- o controlo médico é periódico e efectuado após cada acidente de mergulho

- Não é exigida qualquer qualificação (não especificada) ao médico que prescreve a receita.

8. O médico que prescreveu a receita

Na Tunísia, a competência em medicina de mergulho é obtida através da obtenção de um certificado de estudos complementares em medicina subaquática e hiperbárica da Faculdade de Medicina de Tunes e da inscrição no Conselho Nacional de Medicina (CNOM), que reconhece o titular do certificado como competente em medicina de mergulho.

O médico titular do certificado de estudos complementares em medicina desportiva está igualmente habilitado a emitir o certificado de aptidão para o mergulho, apesar de este certificado não incluir qualquer formação em medicina do mergulho.

O médico especialista em medicina do trabalho está autorizado a tratar os mergulhadores no âmbito do controlo dos trabalhadores profissionais em meio subaquático. O decreto estipula a necessidade de recorrer a um médico especializado em medicina subaquática, se necessário [11].

O Decreto n.º 2008-2568, de 7 de julho de 2008, e o Decreto n.º 68-83, de 23/3/1968, relativo aos trabalhos que exigem um controlo médico especial, estipulam que a aptidão para mergulhar a título profissional deve ser declarada pelo médico do trabalho, após parecer de um médico com competência reconhecida em medicina do mergulho [11,15].

No nosso estudo, 69% dos mergulhadores consultaram um médico de clínica geral. Em menos de 10% dos casos, foi consultado um médico especializado em medicina do mergulho.

No estudo de Clara et al., o médico de clínica geral foi utilizado em apenas 3% dos casos. Em 45,5% dos casos, foi o médico especialista em medicina do mergulho e em 42% dos casos, o médico que prescreveu o teste de aptidão física foi o médico assistente [6].

No seu estudo, Faralli referiu que o certificado de aptidão para mergulhar foi emitido por um médico especializado em medicina do mergulho em 100% dos casos [2].

Em França, Thomas et al. constataram que o médico federal foi chamado em 39% dos casos [8].

Em Marrocos [17], não é exigida uma qualificação em medicina de mergulho para emitir um certificado de aptidão para mergulhar, o decreto conjunto de 1962, (n.º 212-61, de 25 de julho de 1962, relativo às condições de aptidão física a preencher para a prática da natação ou da pesca submarina) autoriza todos os médicos marroquinos a emitirem o atestado médico aos mergulhadores, com **recomendações do Ministério da** Saúde **Pública relativas ao exame médico das pessoas que pretendem praticar a pesca submarina, que indicam que este exame** pode, se o médico o considerar necessário para a segurança da pessoa, ser completado por um exame efectuado por um médico especialista.

No decurso do nosso estudo, constatámos uma série de constrangimentos relatados pelos mergulhadores relativamente ao recurso a um médico especialista em mergulho:

- falta de informação por parte dos mergulhadores inquiridos e falta de acompanhamento por parte dos empregadores (clubes de mergulho, hoteleiros e outros diretores de empresas)

- a distribuição geográfica e a demografia dos médicos especialistas em medicina do mergulho são desconhecidas, mal catalogadas e mal distribuídas.

Informamos que está a ser elaborado um projeto pela comissão nacional de medicina e prevenção da FTASS para estabelecer uma lista de médicos qualificados em medicina de mergulho e distribuir essa lista aos clubes e organizações que trabalham no domínio do mergulho.

9. Exame médico de aptidão para o mergulho

Na nossa série, constatámos uma disparidade de atitudes dos médicos em relação ao conteúdo do exame clínico e ao pedido de exames complementares, que permanece abaixo das normas recomendadas para o tratamento dos mergulhadores na Tunísia. Em 48% dos casos, o exame médico consistiu apenas numa entrevista sobre o estado de saúde e os antecedentes do paciente, e em apenas 52% dos casos foi efectuado um breve exame clínico. Apenas em 30% dos casos foi solicitado um exame otorrinolaringológico especializado. A prescrição de um exame complementar só foi efectuada em 15% dos casos.

Verificámos também que :

- não há distinção entre o controlo médico inicial e a avaliação anual.

- não é tomado em consideração o nível de competência técnica do mergulhador, a natureza da sua atividade ou as suas caraterísticas individuais, nomeadamente em termos de idade.

Quando questionados, alguns mergulhadores referiram que preferiam dirigir-se a um médico de clínica geral da sua escolha simplesmente para obter o certificado sem se submeterem a um exame médico. Não podemos extrapolar ou generalizar a partir desta constatação devido à falta de dados objectivos.

Na Tunísia, o Ministério da Agricultura assegura a formação sob a forma de Brevet de Technicien Professionnel Plongeur subaquatique (diploma profissional de mergulhador subaquático), emitido pela Agence de la Vulgarisation et de la Formation Agricole (Agência da Vulgarização e da Formação Agrícola), que indica no seu sítio Web que as condições de inscrição no diploma se limitam à apresentação de um atestado médico segundo um modelo fornecido pelo estabelecimento [18], à justificação das aptidões físicas necessárias para o exercício da especialidade em causa e à aprovação num teste de comportamento no mar durante um período adequado de formação de pré-seleção, cujas condições são fixadas pelo conselho de turma. Não é feita qualquer referência às qualificações do médico prescritor, nem à necessidade de consultar um médico do trabalho, embora se trate de uma atividade profissional e de um exame de recrutamento.

Em França, para praticar mergulho, a FFESSM exige a apresentação de um certificado médico de aptidão e sem contra-indicações para o mergulho (CACI) com menos de um ano, de acordo com o decreto de 24 de julho de 2017 sobre disciplinas com restrições especiais. É mencionado no seu primeiro parágrafo, comum a todas as disciplinas, que o exame médico deve ser efectuado por um médico competente (que tenha os conhecimentos, a experiência e os meios para o fazer, em conformidade com o artigo 70.º do Código Deontológico) e em conformidade com as recomendações de boas práticas, nomeadamente as da Sociedade Francesa de Medicina do Exercício e do Desporto (SFMES). O exame médico inicial de aptidão física inclui uma entrevista, um exame clínico e uma avaliação cardiovascular baseada num questionário de saúde e numa ficha de exame clínico e complementar[19].

A FTASS e a FFESSM estabelecem que cabe ao médico avaliar a necessidade de efetuar os exames que considere necessários.
[4,19,20], embora a decisão médica sobre a aptidão física seja uma questão de responsabilidade médica [30].
Em todo o mundo, o tratamento dos mergulhadores quanto à aptidão para o mergulho é matizado, e o auto-questionário assinado sobre o historial médico é muito útil [21,22, 24,25,26,27,31] . Em França, as recomendações de 2016 e 2018 da Sociedade Francesa de Medicina e Fisiologia Subaquática e Hiperbárica e da Sociedade Francesa de Medicina do Trabalho para a gestão da saúde ocupacional dos trabalhadores envolvidos em condições hiperbáricas recomendam a realização de um exame médico a partir dos 40 anos [21-23]
:

- Um exame médico anual com exploração respiratória funcional (registo das curvas fluxo-volume) e um eletrocardiograma em repouso

- A prova de esforço é indicada em indivíduos de risco;

- A pedido, podem ser prescritos testes adicionais para investigar os efeitos a longo prazo da exposição hiperbárica [22].

Plancoulaine [8], no seu estudo sobre 519 mergulhadores e o risco de complicações, sugeriu que se adaptasse o pedido de exames complementares em função da idade do mergulhador:

- Um ECG, aquando da prova de aptidão inicial, depois de 3 em 3 anos entre 12 e 20 anos de prática e de 5 em 5 anos após 20 anos de prática.

- No exame inicial, é efectuada uma radiografia do tórax e, se necessário, uma radiografia do tórax.

- Os testes de acuidade visual são efectuados anualmente para os mergulhadores profissionais de nível 3 e 4.

- Devem ser efectuados regularmente exames biológicos que incluam o hemograma e a contagem de plaquetas, o perfil lipídico, a glicemia em jejum, a análise da urina e a função renal.

- Recomenda-se a realização de uma prova de esforço após os 35 anos de idade, caso se recomece a mergulhar. Após os 59 anos, deve ser efectuada uma prova de esforço se existirem factores de risco cardiovascular, e repetida de 5 em 5 anos.

- A audiotímpanometria deve ser efectuada regularmente nos mergulhadores com menos de 14 anos e nas pessoas com mais de 59 anos.

Estas práticas são geralmente aceites e encontram-se no Reino Unido [28], bem como noutros organismos internacionais, como a PADI International Association of Diving Instructors [28-32,33].

10. Recomendações

Na sequência desta análise crítica das condições de emissão do certificado médico de aptidão para o mergulho, propomo-nos apresentar recomendações do nosso ponto de vista, com vista a melhorar os cuidados médicos dos mergulhadores na Tunísia.

- Redigir um formulário de declaração de honra relativo ao historial médico do mergulhador, utilizando um auto-questionário que traça o historial médico do mergulhador, a fim de o encorajar a assumir a responsabilidade pela proteção da sua saúde, assinando o formulário. Este formulário será apresentado no início do controlo médico.

- Sensibilizar os mergulhadores e todos os profissionais que trabalham no meio subaquático para a importância do atestado médico de aptidão física e para os riscos decorrentes da não realização de exames médicos regulares, tal como exigido por lei.

- Sensibilizar as pessoas envolvidas no mergulho (clubes desportivos e de lazer, empregadores) para a importância de manter um diário de bordo do mergulhador e de cumprir os requisitos nele contidos.

- Estabelecer um protocolo de cuidados médicos para os mergulhadores seniores adaptado às particularidades anatómicas e fisiológicas do sujeito idoso.

- Estabelecer requisitos de vigilância médica mais rigorosos para os profissionais de mergulho, em função das competências técnicas do mergulhador, da frequência do mergulho e da natureza das actividades subaquáticas.

- Elaborar uma lista de médicos autorizados a emitir certificados de aptidão para o mergulho que tenham obtido competência em medicina subaquática, distribuir essa lista aos profissionais e a todas as organizações que trabalham no domínio subaquático e insistir em que só a competência em medicina subaquática autoriza a prescrição de um certificado médico de aptidão para o mergulho.

- Formação médica contínua dos médicos de clínica geral em medicina do mergulho e nos requisitos do certificado médico de aptidão (estes médicos são o primeiro ponto de contacto dos mergulhadores) e criação de uma rede de médicos prescritores ligados à federação tunisina.

- Incentivar os organismos públicos que organizam o sector a publicar, o mais rapidamente possível, os decretos de aplicação relativos ao atestado médico e à aptidão previstos no Decreto n.º 2008-2568, de 7 de julho de 2008, medida que contribuiria significativamente para a organização das actividades de mergulho.
- Acordar na necessidade de elaborar diferentes modelos normalizados de atestados médicos que tenham em conta as caraterísticas específicas das diferentes categorias de mergulhadores, em função da natureza das actividades autorizadas.

- Propomos, por conseguinte, um modelo em três fases para o exame médico:

1. O objetivo deste Questionário Médico é determinar se é necessário consultar um médico antes de participar num treino de mergulho, especialmente para fins recreativos. O mergulhador compromete-se a declarar que as informações fornecidas sobre o seu historial médico são exactas.

2. Um exame clínico completo e pormenorizado, apoiado por exames complementares específicos em função do tipo de visita (inicial ou anual), das competências técnicas e das caraterísticas individuais do mergulhador.

3. um tempo de prevenção No final da consulta, o médico deve organizar uma sessão de prevenção, de informação e de sensibilização para a importância do exame médico de aptidão para o mergulho e de ausência de contraindicação para o mergulho, do acompanhamento médico regular e do respeito das recomendações e exigências da regulamentação, e deve dar ao mergulhador conselhos higiénicos e dietéticos para prevenir doenças metabólicas e outros riscos para a saúde.

Conclusões

A prática de actividades subaquáticas e hiperbáricas está a expandir-se rapidamente em todo o mundo, independentemente da natureza das actividades realizadas no meio subaquático. O mergulho pode provocar a descompensação de patologias pré-existentes, bem como acidentes específicos imediatos ou a longo prazo. O acompanhamento médico dos mergulhadores assenta numa abordagem preventiva baseada na aplicação rigorosa de uma vigilância médica específica.

A decisão sobre a aptidão médica para mergulhar é uma responsabilidade médica e deve basear-se em argumentos cientificamente comprovados e regulamentares.

O nosso trabalho teve como objetivo analisar as condições de emissão do certificado médico de aptidão para o mergulho na Tunísia e especificar as modalidades práticas de realização deste controlo, bem como propor uma série de recomendações à luz das nossas conclusões, com o objetivo de melhor definir os problemas do controlo médico dos mergulhadores na Tunísia.

Realizámos um estudo observacional descritivo utilizando um inquérito por auto-questionário a 69 mergulhadores, centrado no seu acompanhamento médico e nos procedimentos para obter um certificado médico de aptidão para mergulhar.

No nosso estudo, a idade média dos mergulhadores em todas as categorias foi de 42 [17-62] anos, com uma clara predominância masculina; apenas uma mulher foi registada na nossa série. Observámos um envelhecimento da população de mergulhadores na Tunísia, um facto que não é isolado; vários estudos relataram o mesmo achado.

Em termos de tempo de experiência de mergulho, a média foi de 21 anos, sendo que apenas 3% dos mergulhadores tinham menos de 5 anos de experiência.

O mergulho desportivo predomina na nossa série (48%), sendo que os mergulhadores profissionais representam um terço da série, 50% dos quais são mergulhadores de coral.

A taxa de complicações inerentes ao mergulho com escafandro foi de 19% (13 casos), sob a forma de barotrauma auricular, acidentes de dessaturação, episódios alternados de vertigem e mal-estar recorrente.

O estudo da frequência de mergulho permitiu-nos distinguir essencialmente 3 grupos de mergulhadores, uma primeira categoria de mergulhadores cuja frequência de mergulho era inferior a 10 mergulhos por ano (34%), uma segunda categoria com uma frequência de 3 a 6 meses de atividade por ano (33%) e em 33% dos casos, a frequência de mergulho era superior a 6 meses por ano.

O certificado médico inicial de aptidão para o mergulho foi obtido por 85,5% dos mergulhadores. Em 14,5% dos casos, o mergulhador nunca tinha obtido um atestado médico que o autorizasse a mergulhar.

O atestado médico inicial tinha menos de 5 anos em apenas 8% dos casos. Em 50% dos casos, o certificado inicial de aptidão para o mergulho tinha mais de 20 anos.

A taxa de renovação do certificado médico de aptidão física foi de 30%.

Em 71% dos casos, o certificado foi emitido por um médico de clínica geral não qualificado em medicina subaquática e hiperbárica. Em 75% dos casos, o certificado foi prescrito no sector privado.

O exame médico para determinar a aptidão para o mergulho consistiu numa história clínica em 48% dos casos, tendo sido efectuado um exame clínico complementar em 52% dos casos. Apenas em 30% dos casos foi solicitado um parecer de um especialista em otorrinolaringologia. Em apenas 15% dos casos, foram solicitados exames complementares.

Não foi encontrada qualquer correlação no nosso estudo univariado e multivariado entre o risco de complicações e as condições médicas do mergulhador ou o facto de o mergulhador ter ou não um certificado de autorização de mergulho.

Na sequência da nossa análise crítica das condições de emissão do certificado médico de aptidão para o mergulho na Tunísia, apresentámos recomendações que nos permitirão dar o nosso ponto de vista sobre a questão do certificado médico de aptidão para o mergulho, com o objetivo de melhorar os cuidados médicos dos mergulhadores na Tunísia.

Referências

1. Pugin D, Berney JY. Mergulho e medicina hiperbárica. Rev Med Suisse 2009; 5: 1610-4. Disponível online em https://www.revmed.ch/RMS/2009/RMS-213/Plongee-sous-marine-et-medecine-hyperbare

2. Farralli F, Panico S, Renzoni S, Cardoni F, Pultrone V et al. Análise dos acidentes de mergulho num centro de tratamento hiperbárico. Um estudo italiano. Documents pour le médecin du travail. 2 ème trimestre 2003; n° 94: 171-81

3. Abouda M. Acidentes de mergulho livre e meios de prevenção na Tunísia [Tese]. Master de Médecine de plongée et hyperbare : Tunis;2012 .28 páginas.

4. Fédération Tunisienne des Activités Subaquatiques et de Sauvetage [online : 2006] [2 ecrãs] disponível em http://www.fast.org.tn/histofast.asp

5. Rebai M H. Les Accidents De Plongée Sous- Marine : Etude De 18 Cas [Mémoire]. CEC en Médecine Subaquatique et Hyperbare : Tunis;2013 .54 páginas.

6. Galaup C. Mergulho e saúde: um estudo epidemiológico de 519 mergulhadores na Ilha da Reunião [Tese]. Ciências médicas: Bordéus; 2017. N°190. 92 páginas. Disponível em URL https://dumas.ccsd.cnrs.fr/dumas-01658768/document

7. Szalay Bonnans E. O mergulho na terceira idade. Association réunionnaise de médecine subaquatique et hyperbare .Table Ronde de Médecine de Plongée de l'Océan Indien. 10 e 11 de outubro de 2001. Maurícia. Disponível em www.aresub.org

8. PlancoulaineT.Enquête de pratique autour du certificat de non contreindication à la pratique de la plongée sous-marine dans la grande métropole lilloise [thèse] . Lille 2 ; 2017 .97 páginas .Disponível em URL http://pepite.univ-lille2.fr/notice/view/UDSL2-workflow-9425

9. Ben Dhia I E. Causes médicales d'inaptitude définitive à la plongée professionnelle [Mémoire]. Mastère Spécialisé En Médecine Subaquatique Et Hyperbare : Tunis;2005 .44 páginas.

10. República da Tunísia. Lei 2005-89 de 3 de outubro de 2005 relativa à organização das actividades de mergulho, Jornal Oficial da República da Tunísia n.º 79 de 4 de outubro de 2005, p. 25872.

11. República da Tunísia. Decreto n.º 2008-2568, de 7 de julho de 2008, que fixa as condições de aptidão médica e técnica e as modalidades e condições das actividades de mergulho. Journal officiel de la république Tunisienne N° 57 du 15 juillet 2008 p 2114

12. République Tunisienne .loi 66-27 du 30 avril 1996 modifiée par la loi n° 96-62 du 15 juillet 1996 et la loi 2006-18 du 2 mai 2006, concernant le Code du Travail Tunisien. Journal officiel de la république Tunisienne n°20 des 3 et 6 mai 1966 p 716

13. República da Tunísia. Decreto n° 2000-1985 de 12 de setembro de 2000, relativo à organização e ao funcionamento dos serviços de medicina do trabalho. Jornal Oficial da República da Tunísia n° 076 de 22/09/2000

14. Decreto que fixa as prerrogativas, a composição e as regras de funcionamento da comissão nacional de plongée. Jornal Oficial da República da Tunísia n° 2006-1017 de 13 de abril de 2006 .

15. República da Tunísia - Decreto n.º 68-83, de 23 de março de 1968, que fixa a natureza dos trabalhos que requerem uma vigilância médica especial, decretada pelo Secretário de Estado da Juventude, dos Desportos e dos Assuntos Sociais - Jornal Oficial da República da Tunísia, de 23 de março de 1968

16. República da Tunísia .lei N°94-28 de 21 de fevereiro de 1994 que estabelece um regime de reparação dos prejuízos resultantes de acidentes de trabalho e de doenças profissionais.
Jornal Oficial da República Tunisina n° 15 de 22 de fevereiro de 1994, páginas 308-318

17. Reino de Marrocos. Despacho conjunto do Ministro do Comércio, da Indústria, das Minas, do Artesanato e da Marinha Mercante e do Ministro da Saúde Pública. Bulletin Officiel Marocain n° 2604 du 21 septembre 1962 n° 212-61 du 25 juillet 1962 relatif aux conditions d'aptitude Physique à remplir pour la pratique de la pêche à la nage ou pêche Sous-marine.

18. Agência de extensão e formação agrícola. Formation initiale pêche Brevet de technicien professionnel plongeur subaquatique [On line].Ministère de l'Agriculture [Mai 2019/ mis à jour 2008] ; [1 écran]. Disponível em URL: http://www.avfa.agrinet.tn/fr/descriptionform2.php?code=17

19. Fédération Française d'Etudes et de Sports Sous Marins. Certificat médical d'absence de contre-indication à la pratique des activités subaquatiques [citado 10/4/ 2019]; disponível em URL http://medical.ffessm.fr/wp-content/uploads/CMPN-mod%C3%A8le-de-certificat-m%C3%A9dical-V9.pdf

20. Federação Francesa de Estudos e Desportos Subaquáticos FFESSM. Comissões Médicas e de Prevenção. Regulamento Médico /capítulo III - vigilância médica das licenças. Paris : FFESSM février ; 2018 14 páginas online em http://medical.ffessm.fr

21. Sociedade de Medicina e de Fisiologia Subaquáticas e Hiperbáricas de Língua Francesa (MEDSUBHYP) Sociedade Francesa de Medicina do Trabalho (SFMT). Cuidados de saúde no trabalho dos trabalhadores que intervêm em condições hiperbáricas: Recomendações de boa prática Ficha de síntese. Références En Santé Au Travail ; setembro de 2016 ; N° 147 : 69-78

22. Sociedade de Fisiologia e de Medicina Subaquáticas e Hiperbáricas de língua francesa / Sociedade Francesa de Medicina do Trabalho. Recomendações de boa prática: cuidados de saúde no trabalho dos trabalhadores que intervêm em condições hiperbáricas. Marselha: MEDSUBHYP e SFMT; Segunda edição 2018. 204 páginas Disponível em URL https://www.medsubhyp.fr/images/consensus_bonnes_pratiques_reglementation/Sant-au-travail-des-travailleurs-hyperbares-2018-v2.pdf

23. Panchard MA, Bänziger O, Fuchs H, Haldi H, Oswald H. Recomendações para estimar a capacidade de mergulho em crianças .Pediatrica Vol. 17 No. 4 2006 [citado 10/3/

2019] Disponível em URL http://www.swiss-
paediatrics.org/sites/default/files/paediatrica/vol17/n4/pdf/10-14.pdf

24. Hugona M, Gemppa E, De Maistrea S, Lougea P, Pontierb J M, Pényc C et al. Aptitude médicale à la plongée autonome et au travail en milieu hyperbare dans les armées .Médecine et armées.2015 ; 43 (1): 13-8

25. D'Andréa C. Exame de não-contraindicação ao plongée Reunião da ARESUB de 8 de agosto de 2007 [em linha: 22/06/2008] disponível em http://aresub.pagespersoorange.fr/medecinesubaquatique/medecineplongee/cipatho/ examnonci.htm

26. Aqua med. Exame de aptidão para o mergulho. Aqua med Am Speicher XI 11 28217 Bremen Germany [Online]. maio de 2017 [citado 10/4/ 2019]; [2 telas] disponível em URL:https://www.aquamed.eu/fileadmin/documents/medicine/tauchtauglichkeit_fr.pd f

27. Wuillemin T, Bragança ADS, Lanier C, Berney JY, Ziltener JL. Certificados médicos para estadias em altas montanhas e mergulho. Rev Med Suisse 2014; Vol 10.1772-8 disponível em URL https://www.revmed.ch/RMS/2014/RMS-N-443/Certificats-medicaux-pour-les-sejours-en-haute-montagne-et-la-plongee-sous-marine

28. - Health and Safety Executive HSE. O exame médico e a avaliação dos mergulhadores comerciais (MA1) [Online]. outubro de 2015[data de citação]: 27 páginas disponíveis em http://www.hse.gov.uk/pubns

29. Coulange M, Barthélémy A. Certificado médico, contra-indicações temporárias e definitivas para o plongée._Ciência e Desporto_[Online]. 2012 abril [citado 10/4/2019]; Volume 27, N.º 2 [131-7] disponível em URL https://www.em-consulte.com/en/article/709133

30. Reynaud P, Certificats médicaux : la responsabilité médicale en matière de plongée sous-marine avec scaphandre Certificados médicos: responsabilidade médica no mergulho com escafandro Revue des Maladies Respiratoires. setembro de 2001 ; Vol

18 N° 4 : p. 379 Disponível em URL https://www.em-
consulte.com/rmr/article/143312

31. Professional Association of Diving Instructors PADI Aptidão médica - declaração do
candidato 2páginas Versão 2.01 1/6 2014 Publicado em https://www.padi.com

32. Géraut C, Tripodi D, Géraut L. Riscos do mergulho e do trabalho em ambientes
hiperbáricos. Encycl Med Chir (Elsevier Masson, Paris) - Pathologie professionnelle et
de l'environnement 2008:1-13 [Artigo 16-560-A-10].

33. Sames C, Gorman D, Mitchell S, Sandiford P. Um sistema baseado em evidências
para a vigilância da saúde de desvios ocupacionais. Intern Med J. 2016
Oct;46(10):1146-52.

APÊNDICE 1

Investigação do certificado médico de aptidão para o mergulho

Formulário de recolha de dados

Formulário confidencial e anónimo   ***(Por favor, circule as respostas corretas)***

1. Idade (em anos) ....
2. Sexo   □ H □ F
3. É um mergulhador
     Profissional Desportista amador Outro (especificar)
3 bis Em que região da Tunísia é que mergulha?
....

4 Se é profissional, em que área trabalha?
....

5. Há quantos anos pratica mergulho? ....

6. Com que frequência mergulha?
     _____/ Semana ____/ mês ____/ ano

7. Durante a sua carreira de mergulhador, recebeu um atestado médico declarando que estava apto (ou não tinha contra-indicações) para mergulhar?
     SIM □ NÃO □

8. O seu primeiro atestado médico foi emitido em que ano? ____________

9. O atestado foi emitido por que categoria de médico?
- Médico de clínica geral
- Médico do desporto
- Médico de família
- Médico hiperbárico
- Médico especialista ? _______________________

10. Obteve posteriormente certificados de não contraindicação para o mergulho?
Sim □ Não □
Em caso afirmativo, de que categoria de médico obteve o seu certificado?
- Médico de clínica geral
- Médico do desporto
- Médico de família
- Médico hiperbárico
- Médico especialista ? _______________________

11. **Em geral**, obterá o seu atestado médico de aptidão para mergulhar junto de um médico :

- Do privado, da prática livre □
- Uma estrutura de saúde pública □

12. **Com que frequência tem o seu atestado médico de mergulho?**
- Apenas uma vez □
- De 6 em 6 meses □
- Todos os anos □
- De dois em dois anos □
- De cinco em cinco anos □
- Outro (especificar) ___________________________________

13. **Durante a consulta médica, fez os seguintes exames antes de receber o atestado médico emitido pelo médico?**

Análises ao sangue	nunca	por vezes	Frequentemente	regularmente
Eletrocardiograma ECG	nunca	por vezes	Frequentemente	regularmente
Radiografia do tórax	nunca	por vezes	Frequentemente	regularmente
Exame otorrinolaringológico	nunca	por vezes	Frequentemente	regularmente
Teste da função respiratória	nunca	por vezes	Frequentemente	regularmente
Audiograma (medição da audição)	nunca	por vezes	Frequentemente	regularmente
Medição da impedância (orelhas)	nunca	por vezes	Frequentemente	regularmente
Eletroencefalograma EEG	nunca	por vezes	Frequentemente	regularmente
Radiografia das ancas	nunca	por vezes	Frequentemente	regularmente
Radiografia do ombro	nunca	por vezes	Frequentemente	regularmente
Radiografia do joelho	nunca	por vezes	Frequentemente	regularmente
Ensaio de compressão em câmara hiperbárica	nunca	por vezes	Frequentemente	regularmente
Teste de esforço nunca às vezes sim uma vez frequentemente	nunca	por vezes	Frequentemente	regularmente
Outro exame (especificar)				

14. **Já esteve envolvido num acidente de mergulho?**

Sim □ Não Nunca □

Em caso afirmativo, descrever o que aconteceu

....

....

15. **Já alguma vez fez uma ou mais sessões numa câmara hiperbárica?**

Sim □ Não □

16. **Comments**

____

Obrigado pela vossa colaboração

APÊNDICE 2

MODELO DE ATESTADO MÉDICO FTASS [4]

CERTIFICADO MÉDICO DE MERGULHO DE NÍVEL 1

Eu, abaixo assinado, Doutor

....

O médico federal, aprovado pelo FAST CMP, certifica que examinei, neste dia, as seguintes pessoas

Sr., Sra.:

....

....

E declara que :

- não me falou de nenhum historial patológico
- não tem contra-indicações médicas para o mergulho com escafandro
- não tem contra-indicações para a prática de actividades subaquáticas:
    - o ....
            ....

O teste deve ser repetido antes de:

....

Data: ....

Assinatura do representante legal Assinatura e carimbo do médico

Pai, mãe, tutor

NB: Para se preparar para o exame de nível 2 e seguintes, o atestado médico deve ser passado por um médico do Fédéral ou por um médico aprovado pela FAST.

O estagiário e o médico certificam que têm conhecimento das contra-indicações médicas ao mergulho enumeradas no verso.

CONTRA-INDICAÇÕES para o mergulho com garrafa

	Contre indications définitives	Contre indications temporaires
Cardiologie	Cardiopathie congénitale Insuffisance cardiaque symptomatique Cardiomyopathie obstructive Pathologie avec risque de syncope Tachycardie paroxystique BAV II ou complet non appareillés Maladie de Rendu-Osler Valvulopathies(*)	Hypertension artérielle non contrôlée Coronaropathies : à évaluer(*) Péricardite Traitement par anti-arythmique :à évaluer(*) Traitement par bêta-bloquants par voie générale ou locale: à évaluer (*) Shunt D G découvert après accident de décompression à symptomatologie cérébrale ou cochléo-vestibulaire(*)
Oto-rhino-laryngologie	Cophose unilatérale Évidement pétromastoïdien Ossiculoplastie Trachéostomie Laryngocèle Déficit audio. bilatéral à évaluer (*) Otospongiose opérée Fracture du rocher Destruction labyrinthique uni ou bilatérale Fistule peri-lymphatique Déficit vestibulaire non compensé	Chirurgie otologique Épisode infectieux Polypose nasosinusienne Difficultés tubo-tympaniques pouvant engendrer un vertige alterno-barique Crise vertigineuse ou au décours immédiat d'une crise Tout vertige non étiqueté Asymétrie vestibulaire sup. ou égale à 50%(6mois) Perforation tympanique(et aérateurs trans-tympaniques) Barotraumatismes de l'oreille interne ADD labyrinthique +shunt D-G :à évaluer(*)
Pneumologie	Insuffisance respiratoire Pneumopathie fibrosante Vascularite pulmonaire Asthme :à évaluer (*) Pneumothorax spontané ou maladie bulleuse, même opéré : à évaluer(*) Chirurgie pulmonaire	Pathologie infectieuse Pleurésie Traumatisme thoracique
Ophtalmologie	Pathologie vasculaire de la rétine, de la choroïde, ou de la papille,non stabilisées, susceptibles de saigner Kératocône au delà du stade 2 Prothèses oculaires ou implants creux Pour les N3, N4 , et encadrants : vision binoculaire avec correction<5/10 ou si un œil<1/10,l'autre <6/10	Affections aigues du globe ou de ses annexes jusqu'à guérison Photokératectomie réfractive et LASIK : 1 mois Phacoémulsification-trabéculectomie et chirurgie vitro-rétinienne : 2 mois Greffe de cornée : 8 mois Traitement par bêta bloquants par voie locale : à évaluer(*)
Neurologie	Épilepsie Syndrome déficitaire sévère Pertes de connaissance itératives Effraction méningée neurochirurgicale, ORL ou traumatique Incapacité motrice cérébrale	Traumatisme crânien grave à évaluer
Psychiatrie	Affection psychiatrique sévère Éthylisme chronique	Traitement antidépresseur, anxiolytique, par neuroleptique ou hypnogène Alcoolisation aiguë
Hématologie	Thrombopénie périphérique, thrombopathies congénitales. Phlébites à répétition, troubles de la crase sanguine découverts lors du bilan d'une phlébite. Hémophiles : à évaluer (*)	Phlébite non explorée
Gynécologie		Grossesse
Métabolisme	Diabète traité par insuline : à évaluer (*) Diabète traité par antidiabétiques oraux (hormis biguanides) Troubles métaboliques ou endocriniens sévères	Tétanie / Spasmophilie
Dermatologie	Différentes affections peuvent entraîner des contre-indications temporaires ou définitives selon leur intensité ou leur retentissement pulmonaire, neurologique ou vasculaire	
Gastro-Entérologie	Manchon anti-reflux	Hernie hiatale ou reflux gastro-œsophagien à évaluer

NB:

- Qualquer medicação tomada deve ser avaliada
- Todas as patologias assinaladas com um (*) devem ser avaliadas e o atestado médico de não contraindicação só pode ser emitido por um médico federal ou por um médico aprovado pela FAST.
- O recomeço do mergulho após um acidente ou incidente de mergulho requer o aconselhamento de um médico federal ou de um médico aprovado pela FAST.

APÊNDICE 3

Exames recomendados para determinar a aptidão inicial ou
periódica para a exposição hiperbárica

Cuidados de saúde no trabalho para trabalhadores em condições hiperbáricas Recomendações de
boas práticas

Sociedade de medicina e de fisiologia subaquáticas e hiperbáricas de língua francesa (MEDSUBHYP).
Sociedade Francesa de Medicina do Trabalho (SFMT) [21].

	Exames sistemáticos			Exames por indicação
	Exame inicial	Revisão anual	Revisão quinquenal	
Exame geral				
Auto-questionário	x	x	x	
Exame clínico	x	x	x	
completo IMC	x	x	x	
	x	x	x	
Pneumologia				
Registo de curvas de caudal-volume	x	após 40 anos	x	TC do tórax, EFR completo (volumes não mobilizáveis, TLCO, reatividade brônquica [1], teste de esforço)
ENT				
Otoscopia com manobra de Valsalva Audiometria tonal	x x	x em caso de exposição ao ruído	x x	Inquéritos vestibulares complementares
Cardiologia				
Exame clínico exaustivo com medição da tensão arterial em repouso ECG em repouso Avaliação da adaptabilidad	x x perguntas / questioná rio	x após 40 perguntas / questioná rio	x x pergunta s/ question ário	MAPA Teste de exercício para indivíduos em risco (ver p. 97) do argumento) Ultrassom Teste de exercício

e ao exercício				máximo com determinação dos limiares ventilatórios e metabólicos
Sistema músculo-esquelético				
Exame clínico exaustivo	x	x	x	Ressonância magnética das articulações
Oftalmologia				
Acuidade visual com e sem correção	x	x	x	Campo visual Exame de meios transparentes
Neurologia e psiquiatria				
Questioname nto adequado (anamnese) Exame clínico exaustivo	x x	x x	x x	Teste de ansied ade EEG Ressonância magnética cerebral e avaliação neuropsicológica após os 40 anos de idade
Doenças hematológicas				
Exame clínico Anamnese Hemograma	x x x x	x x	x x x x	Pesquisa de trombofilia
Dermatologia				
Exame Exame clínico	x x	x x	x x	

1. *Teste de provocação com metacolina ou teste de reversibilidade com aerossol beta-2-mimético.*

Cuidados de saúde no trabalho para trabalhadores em condições hiperbáricas Recomendações de boas práticas

Sociedade de medicina e de fisiologia subaquáticas e hiperbáricas de língua francesa (MEDSUBHYP). Sociedade Francesa de Medicina do Trabalho (SFMT) [21].

IMC: índice de massa corporal; TC: tomografia computorizada; EFR: exame funcional respiratório; TLCO: transferência de monóxido de carbono alveolar capilar; ECG: eletrocardiograma; MAPA: medição ambulatória da pressão arterial; RM: ressonância magnética;

EEG: eletroencefalograma; CBC: hemograma; TFG (CKD-EPI): taxa de filtração glomerular (TFG) de acordo com a fórmula CKD-EPI (Chronic kidney disease - Epidemiology collaboration).

	Exames sistemáticos			Exames por indicação
	Exame inicial	Revisão anual	Revisão quinquenal	
Estomatologia				
Anamnese adequada Exame endobucal completo	X X X X	X X X X	X X X X	Radiografia panorâmica dentária
Gastroenterologia				
Recolha adequada da história clínica	X X	X X	X X	
Ginecologia - obstetrícia				
Questionamento adequado	X	X	X	Teste de gravidez Ecografia se a gravidez estiver em curso
Testes biológicos adicionais				
Glicemia em jejum Perfil lipídico Creatininemia Avaliação da taxa de filtração glomerular (CKD-EPI) Teste de proteinúria	X X X X X X X	X	X X X X X X X	Controlo do fígado Pesquisa de drogas psicotrópicas na urina ou no sangue

APÊNDICE 4

Exames recomendados para investigar os efeitos a longo prazo da exposição
à hiperbárica (após os 40 anos, por indicação)

Cuidados de saúde no trabalho para trabalhadores em condições hiperbáricas Recomendações de
boas práticas

Sociedade de medicina e de fisiologia subaquáticas e hiperbáricas de língua francesa (MEDSUBHYP).
Sociedade Francesa de Medicina do Trabalho (SFMT) [21].

Órgãos-alvo	Exames	Anomalias procuradas	Comentários
Pulmões	Espirometria TLCO (a pedido)	Redução dos caudais máximos, coeficiente de Tiffeneau, DEMM 25-50%, redução do TLCO	Diminuição do FEV1 e da FVC após os 40 anos
Cérebro	RMN (a pedido)	Hipersinais da substância branca, predominantemente fronto-parietal	Número de hipersinais correlacionados com a presença de um shunt significativo da direita para a esquerda Completar com uma avaliação neuro-psicológica
Dispositivo osteoarticular	RMN (a pedido)	Pesquisa de osteonecrose, hipossinal T1 da medula óssea	Envolvimento preferencial dos ombros, ancas e joelhos (MP n.º 29 RG)
ENT	Audiometria tonal	Perda auditiva neurossensorial	Não diretamente relacionado com a hiperbárica, mas com a poluição sonora associada
Olho	Campo visual do fundo do olho, Visão cromática	Retinopatia disbárica	Deficiência da visão cromática, campo visual central, lesões degenerativas da retina periférica

TLCO: *transferência alveolocapilar de monóxido de carbono*; MMED: *pico mediano de fluxo expiratório*; FVC: *capacidade vital forçada;*

FEV1: *volume expiratório forçado num segundo*; MRI: *ressonância magnética*; OD: *doença profissional*; GP: *regime geral de seguro de saúde.*

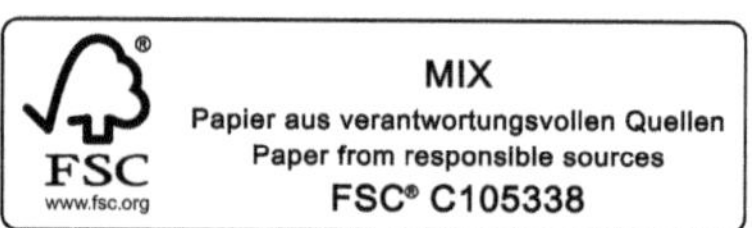

Printed by Books on Demand GmbH, Norderstedt / Germany